BEI GRIN MACHT SICH IHR
WISSEN BEZAHLT

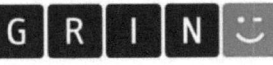

Bewegungs- und Ernährungskonzept für pflegende Angehörige

Johanna Lisa Lohrer

GRIN

Bibliografische Information der Deutschen Nationalbibliothek:

Die Deutsche Nationalbibliothek verzeichnet diese Publikation in der Deutschen Nationalbibliografie; detaillierte bibliografische Daten sind im Internet über http://dnb.d-nb.de abrufbar.

ISBN: 9783346798749
Dieses Buch ist auch als E-Book erhältlich.

© GRIN Publishing GmbH
Nymphenburger Straße 86
80636 München

Druck und Bindung: Books on Demand GmbH, Norderstedt Germany
Gedruckt auf säurefreiem Papier aus verantwortungsvollen Quellen

Das Buch bei GRIN: https://www.grin.com/document/1317955

Fallstudie

Gesunde Fürsorge: Ein Bewegungs- und Ernährungskonzept für pflegende Angehörige

Aufgabennummer:

A

SRH Fernhochschule

Modul:

Spezielle Handlungsfelder der Prävention: Bewegung & Ernährung

Studiengang:

Prävention & Gesundheitspsychologie M.Sc.

Verfasserin:

Johanna Lisa Lohrer

Abgabe am 21.12.2022

Inhaltsverzeichnis

Abkürzungsverzeichnis

AOK: Allgemeine Ortskrankenkasse

DAK: Deutsche Angestellten Krankenkasse

DEGAM: Deutsche Gesellschaft für Allgemeinmedizin und Familienmedizin

DGE: Deutsche Gesellschaft für Ernährung e. V.

GKV: Gesetzliche Krankenversicherung

OECD: Organization for Economic Co-operation and Development (deutsch: Organisation für wirtschaftliche Zusammenarbeit und Entwicklung)

SGB: Sozialgesetzbuch

TTM: Transtheoretisches Modell

WINEG: Wissenschaftliches Institut der TK für Nutzen und Effizienz im Gesundheitswesen

WHO: World Health Organization (deutsch: Weltgesundheitsorganisation)

ZipA: Zielgruppenspezifische Unterstützungsangebote für pflegende Angehörige

Abbildungsverzeichnis

Anlagenverzeichnis

1. Einleitung

Wenn eine Person zum „Pflegefall" wird – sei es durch die Diagnose einer Krankheit oder ein dem natürlichen Alterungsprozess geschuldeter Zustand – sind die Angehörigen stets mit davon betroffen. Denn sie müssen, je nach Verfassung des Pflegebedürftigen[1], die Entscheidung mit oder alleine treffen und tragen, ob die zu pflegende Person im Pflegeheim untergebracht oder im häuslichen Umfeld versorgt werden soll. Wird die Pflege durch einen oder mehrere Angehörige übernommen, können sie dies einerseits als emotional bereichernd, andererseits als psychisch, körperlich und organisatorisch herausfordernd erleben. So ist Betroffenen zu Beginn oft nicht klar, ob es sich um eine vorübergehende Situation handelt, oder ob die Pflege dauerhaft notwendig sein wird. Angehörige stehen teilweise recht plötzlich und dann für lange Zeiträume vor erheblichen Belastungen, sodass sie manchmal darüber selbst zu Patienten werden (Bohnet-Joschko & Bidenko, 2019, S. 20). Die Zahl der Pflegebedürftigen in Deutschland ist in den letzten Jahren stetig gestiegen: Während im Jahr 1999 rund 2 Millionen Menschen in Deutschland als pflegebedürftig galten, stieg die Anzahl Pflegebedürftiger im Jahr 2019 auf 4,13 Millionen an (Statistisches Bundesamt, 2019a). Deutschlandweit wurden Ende 2019 rund 3,3 Millionen Pflegebedürftige zu Hause versorgt (Statistisches Bundesamt, 2019b). Von diesen erhielten 2,2 Millionen ausschließlich Pflegegeld, was darauf schließen lässt, dass sie in der Regel allein durch Angehörige oder sonstige Pflegepersonen betreut und versorgt wurden (Büker, 2021, S. 12). Pflegende Angehörige sind hoch belastet und gefühlt allein gelassen, so Bohnet-Joschko & Bidenko (2019, S. 1). Eine Gruppe, die häufig im Schatten derer steht, die gepflegt werden. Dabei ist nicht nur die Fürsorge um Angehörige, sondern auch die Selbstfürsorge eine wichtige Voraussetzung für das eigene Wohlbefinden und die eigene Gesundheit. Wie kann es also gelingen, dass das „Selbst" in der Fürsorge nicht verloren geht? Das Bewegungs- und Ernährungs-konzept, welches als Hauptbestandteil vorliegender Fallstudie dient, könnte als präventiver Ansatz wirksam sein. Dieses findet innerhalb eines viertägigen fiktiven Kompaktseminars Anwendung, das mehrmals im Jahr stattfinden soll. Vorausetzend für die Planung, Umsetzung und Evaluation sind die Herausarbeitung theoretischer Grundlagen über die Zielgruppe (Punkt 2) sowie über Gesundheitsressourcen- und verhalten (Punkt 3). Das Konzept wird umfangreich vorgestellt (Punkt 4) und in einer Diskussion (Punkt 5) kritisch beleuchtet. Abschließend werden in einem Ausblick (Punkt 6) weitere Überlegungen für zukünftige Präventionsmaßnahmen angestellt.

---

[1] Zur besseren Lesbarkeit wird in vorliegender Fallstudie das generische Maskulinum verwendet. Die in dieser Arbeit verwendeten Personenbezeichnungen beziehen sich – sofern nicht anders kenntlich gemacht – auf alle Geschlechter.

2. Zielgruppenspezifischer Problemaufriss

2.1 Begriffserklärungen

Der Begriff „pflegebedürftig" wird nach §14 SGB XI folgend definiert: „Pflegebedürftig [...] sind Personen, die gesundheitlich bedingte Beeinträchtigungen der Selbständigkeit oder der Fähigkeit ausweisen und deshalb Hilfe durch andere bedürfen. Es muss sich um Personen handeln, die körperliche, kognitive oder psychische Beeinträchtigungen oder gesundheitlich bedingte Belastungen oder Anforderungen nicht selbständig kompensieren oder bewältigen können. Die Pflegebedürftigkeit muss auf Dauer, voraussichtlich für mindestens sechs Monate, und mit mindestens der in §15 festgelegten Schwere bestehen" (Stand 09.11.2022).

Wer zur Gruppe der pflegenden Angehörigen zu zählen ist, wird in Wissenschaft, Gesetzgebung und von Leistungserbringern nicht einheitlich geregelt. Nach der Deutschen Gesellschaft für Allgemeinmedizin und Familienmedizin [DEGAM] (2018) sind mit pflegenden Angehörigen grundsätzlich diejenigen gemeint, „die einen pflegebedürftigen Menschen aus familiären oder erweiterten Umfeld unentgeltlich (ausgenommen Pflegegeld gemäß §37 SGB XI) und längerfristig körperlich pflegen und/oder hauswirtschaftlich versorgen und/oder psychosozial betreuen" (S. 10). Die Gruppe der pflegenden Angehörigen ist heterogen, sie besitzt keine nach außen ersichtlichen Merkmale, die sie als solche kennzeichnet. Viele pflegende Angehörige bevorzugen, sich weiter im Verhältnis zur gepflegten Person zu definieren, anstatt sich als pflegende Angehörige zu bezeichnen (DEGAM, S. 2018, S. 31). Nach Wilz & Pfeiffer (2019) sind pflegende Angehörige im Allgemeinen Menschen, „die einen persönlichen und nicht professionellen Bezug zu einer Person mit einer chronischen Erkrankung oder Behinderung haben und diese auf unterschiedlichste Weise unterstützen" (S. 3). Als Untergrenze gilt in der Regel eine Unterstützung von mindestens ein bis zwei Stunden pro Tag, dabei kann eine Pflegeperson entweder alleine für die zu pflegende Person zuständig sein, oder sich die Aufgabe mit anderen Pflegenden teilen (Wilz & Pfeiffer, 2019, S. 3). Allerdings führen immer kleiner werdende Familien und die räumliche Trennung der Generationen dazu, dass die „Last der Pflege" sich auf eine Hauptpflegeperson konzentriert (Büker, 2021, S. 13). Etwa 30% der Pflegebedürftigen werden ausschließlich von einer Person gepflegt und betreut (Wilz & Pfeiffer, 2019, S. 13). Die meisten Hauptpflegepersonen, von denen etwa zwei Drittel aller Fälle weiblich ist, befinden sich im Alter zwischen 50 und 70 Jahren, das Durchschnittsalter beträgt 59 Jahre (Büker, 2021, S. 13; Rothgang & Müller, 2018, S. 114). Durchschnittlich erbringt die Hauptpflegeperson 37,5 Stunden pro Woche an Pflege- und Unterstützungsleistungen, wobei die Zahlen eine große Spannbreite aufweisen. Etwa die Hälfte der Hauptpflegepersonen im erwerbsfähigen

Alter (16 bis 64 Jahre) sind in Voll- oder Teilzeit erwerbstätig (DEGAM, 2018, S. 25-26). Laut Prognose des Statistischen Bundesamtes wird die Zahl der Pflegebedürftigen, und somit auch die Zahl der pflegenden Angehörigen, künftig weiter steigen, so prognostizieren Experten im Jahr 2050 einen Anstieg auf deutschlandweit rund 6,5 Millionen pflegebedürftige Menschen (Statistisches Bundesamt, 2022a).

2.2 Belastungsfaktoren und Gesundheitszustand pflegender Angehöriger

Nach der Continentale-Studie 2016 sind die häufigsten Gründe für die Übernahme einer privaten Pflegetätigkeit Liebe oder Zuneigung (91%), Pflichtgefühl (85%) oder der Erhalt regelmäßiger Geldleistungen, z.B. Pflegegeld (64%) (Statistisches Bundesamt, 2016). Die Aufgaben der Pflege können positive Aspekte wie Sinngebung, Gemeinsamkeit und Erfüllung mit sich bringen, Studien zeigen aber auch, dass pflegende Angehörige erheblichen gesundheitlichen Belastungen ausgesetzt sind. Das Ergebnis einer repräsentativen forsa-Umfrage im Auftrag der DAK zum Thema Pflege in Deutschland im Jahr 2015 zeigt, dass rund 34 Prozent der Befragten ab 18 Jahren ihre persönliche Belastung durch die Pflegetätigkeit als hoch einschätzen, 21 Prozent sogar als sehr hoch (Statistisches Bundesamt, 2015). Laut der DEGAM (2018) beschreiben Angehörige, die mindestens zwei Stunden täglich pflegen, ihren allgemeinen und seelischen Gesundheitszustand im Vergleich zu Nichtpflegenden signifikant häufiger als „nicht gut" (S. 26-27). In der TK-Pflegestudie (2014) mit über 1.000 teilnehmenden pflegenden Angehörigen geben 23 Prozent an, dass sie sich manchmal so belastet fühlen würden, dass sie selbst ärztliche Hilfe benötigen würden (Bestmann, Wüstholz & Verheyen, 2014, S. 15). Was die körperliche Gesundheit betrifft, werden von pflegenden Angehörigen am häufigsten (52%) Muskelverspannungen und Rückenschmerzen genannt. Lediglich 18,5 Prozent berichten, dass sie keine körperlichen Beschwerden aufweisen würden (DEGAM, 2018, S. 26). Mehr als jede dritte Hauptpflegeperson äußert in der BARMER-Versichertenbefragung (2018), aufgrund von Zeitmangel keine Möglichkeiten der Entspannung zu finden oder einer sportlichen Tätigkeit nachgehen zu können (Rothgang & Müller, 2018, S. 128). Es besteht also Handlungsbedarf in der gesundheitlichen Unterstützung pflegender Angehöriger, die als „wichtigster Versorgungsdienst in Deutschland" anerkannt werden (Bohnet-Joschko & Bidenko, 2019, S, 20). Im Rahmen des Projekts ZipA („Zielgruppenspezifische Unterstützungsangebote für pflegende Angehörige"[2]) wurde mittels standardisierten Online- und Papierfragebogen in der Zeit zwischen November 2018 und März 2019 insgesamt 1.429 pflegende Angehörige zu Belastungen, Bedarfe

---

[2] ZipA ist ein vom Ministerium für Arbeit, Gesundheit und Soziales des Landes Nordrhein-Westfalen und den Landesverbänden der Pflegekassen gefördertes Projekt (Bohnet-Joschko & Bidenko, 2019, S. 21).

und Barrieren der Inanspruchnahme von Unterstützungsleistungen befragt (Bohnet-Joschko & Bidenko, 2019, S. 21). Auch die Ergebnisse dieser Studie legen dar, dass pflegende Angehörige in ihrer Rolle als Unterstützende erhebliche Belastungen erleben sowie körperlich und emotional überfordert sind. Fast die Hälfte der Befragten fühlt sich durch die Pflege körperlich überfordert und leidet gesundheitlich. 77 Prozent der Studienteilnehmer gaben an, Fragen zum Erhalt der eigenen Gesundheit zu haben. Obwohl sie sich durchaus darüber bewusst seien, dass sie ihre eigene Gesundheit gefährden, wüssten sie häufig nicht, dass bzw. wo es Entlastungsmöglichkeiten geben könnte und bestehende Informations- und Beratungsangebote nur bedingt kennen. Besonders wenig bekannt und laut Bohnet-Joschko & Bidenko (2019) vermutlich deswegen kaum genutzt, sind Angebote zu den eigenen Bedürfnissen, obwohl hier ein besonders hoher Bedarf infiziert wurde (S. 22-23). Zu erwähnen ist allerdings, dass die Nutzung von Angeboten zur zeitlichen Entlastung pflegender Angehöriger wie beispielsweise Pflegesachleistungen, Kurzzeitpflege, Verhinderungspflege und die Tages- und Nachtpflege zur anteiligen Kürzung des Pflegegeldes führt (Rothgang & Müller, 2018, S. 100). Umso relevanter scheint daher ein gelingender Transfer von Gesundheitskonzepten in den Alltag der Zielgruppe. Für das Bewegungs- und Ernährungskonzept vorliegender Fallstudie wird dieser in Punkt 4.6 dargestellt.

3.   Bewegung und Ernährung als Gesundheitsressourcen

3.1   Bewegung

Regelmäßige Bewegung stellt eine relevante Gesundheitsressource dar, wogegen körperliche Inaktivität das Risiko für Erkrankungen wie beispielsweise Diabetes mellitus, Herz-Kreislauf-Erkrankungen, Muskel-Skelett-Erkrankungen und psychische Störungen erhöhen kann. Chronische Krankheiten dieser Art können die Lebensqualität, Arbeitsfähigkeit und Lebenserwartung beeinträchtigen und zudem eine hohe finanzielle Belastung für das Gesundheitssystem bedeuten. Der Prävention kommt daher eine besondere Bedeutung zu (Füzéki & Banzer, 2020, S. 333-334). Die Weltgesundheitsorganisation [WHO] empfiehlt Erwachsenen im Alter von 18 bis 64 Jahren wöchentlich mindestens 150 bis 300 Minuten Bewegung mit moderater Intensität (aerob ausdauerorientierte Aktivität) oder alternativ 75 bis 150 Minuten intensiven Sport mit hoher Intensität. Für zusätzliche gesundheitliche Vorteile schlägt die WHO vor, zwei- bis dreimal wöchentlich muskelkräftigende Aktivitäten durch-zuführen (WHO, 2020, S. 2; S. 4). Füzéki & Banzer (2020) gehen allerdings davon aus, dass für Gesundheit und Wohlbefinden der Gesamtumfang und nicht einzelne andere Aspekte der Bewegung wie Dauer, Häufigkeit, Intensität oder Typ ausschlaggebend ist. Dies impliziert, dass neben dem „klassischen" Sport auch andere Bewegungsarten gesundheitsfördernd sind und Bewegung auch unterhalb der Empfehlungen gesundheitswirksam ist. Wenn aktuell gänzlich inaktive Personen zumindest geringfügig aktiv werden würden, auch wenn die Aktivität des empfohlenen Umfangs nicht erreicht würde, wäre dies aus Public-Health-Sicht der größte Zugewinn (S. 333-334). So zeigen Untersuchungen, dass körperliche Aktivität, die nur ein- bis zweimal wöchentlich stattfindet, bereits zu positiven Gesundheitseffekten führt (O'Donovan et al., 2017; zit. n. Füzéki & Banzer, 2020, S. 334). Auch kann die Stressbewältigung durch körperliche Aktivität als empirisch gut belegt werden (Fuchs & Klaperski, 2017, S. 205). Empfehlungen richten sich allerdings immer nach den Bedürfnissen der Zielgruppe. Demnach ist für Leistungssportler ein anderes Training mit einer anderen Intensität nötig als für erkrankte oder übergewichtige Personen. Die Intensität körperlicher Aktivität lässt sich u.a. durch physiologische Merkmale gut einschätzen. So empfindet man bei leichter Intensität eine niedrige Anstrengung, bei moderater Intensität steigen Puls und Atemfrequenz etwas an und leichtes Schwitzen kann eintreten. Die Ausübung von Aktivität mit hoher Intensität lässt sich an starkem Schwitzen, stark erhöhtem Puls und stark erhöhter Atemfrequenz erkennen (Füzéki & Banzer, 2020, S. 334). Zur begrifflichen Einordnung werden die motorischen Hauptbeanspruchungsformen folgend kurz erläutert:

Koordination:
Die Fähigkeit, Bewegungsabläufe kontrolliert, gezielt, aufeinander abgestimmt und harmonisch zu steuern. Erfordert das Zusammenwirken von Sinnesorganen, Nervensystem und Bewegungsapparat. Nachlassende Koordination im Alter ist ein Risikofaktor für Stürze. Unterformen sind u.a. Gleichgewichtsfähigkeit, Orientierungs-fähigkeit und Reaktionsfähigkeit (Füzéki & Banzer, 2020, S. 335; Hollmann & Strüder, 2009, S. 139).

Flexibilität (auch Beweglichkeit oder Dehnungsfähigkeit):
Die Fähigkeit des Muskel-Gelenk-Systems, Bewegungen mit einem großen Bewegungsausmaß oder mit großer Schwingungsweite durchführen zu können. Das Training der Beweglichkeit ist das Dehnen (dynamisch und statisch). Die Flexibilität zählt zu den Fähigkeiten, die im Alter am schnellsten abbauen. Eine unzureichende Flexibilität reduziert die Kraftfähigkeit der Muskulatur und birgt ein größeres Verletzungsrisiko. Ein hoher Mangel an Flexibilität kann zu Einschränkungen bei alltäglichen Tätigkeiten führen, z.B. bei der Körperpflege, dem Überwinden größerer Stufen, dem An- und Ausziehen oder dem Aufräumen und Putzen (Bühne 2016, S. 73; Friedmann, 2009, S. 6).

(Muskel-)kraft:

Die Fähigkeit, Widerstände zu überwinden, sie zu halten oder ihnen entgegenzuwirken. Regelmäßiges Krafttraining wirkt sich gesundheitsfördernd aus, u.a. auf die Muskulatur, den Stütz- und Bewegungsapparat, die Regeneration, die Körperform und die Psyche. Ohne Kraftbelastungen kann die Funktionsfähigkeit des Bewegungsapparates nicht erhalten werden. Schwächen sich Muskeln ab oder verkürzen sich, kann dies Haltungsschwächen und langfristig auch degenerative Erkrankungen des Haltungs- und Bewegungsapparates zur Folge haben (z.B. Wirbelsäulenerkrankungen, Arthrosen, Osteoporose, Bindegewebsschwäche) (Füzéki & Banzer, 2020, S. 335; Friedmann, 2009, S. 11; S. 38).

Ausdauer:

Die Fähigkeit, eine Leistung über längere Zeit hinweg ohne Ermüdung erbringen zu können und einem Trainingsabbruch psychisch wie physisch widerstehen zu können. Ein regelmäßiges Ausdauertraining wirkt sich positiv auf die Gesundheit aus, u.a. auf das Herz-Kreislauf-System, den Energiestoffwechsel, das Gefäßsystem, die Muskulatur, die Regeneration, die Reduktion des Verletzungsrisikos, das Immunsystem, die Körperform und die Psyche. Die Ausdauerleistungsfähigkeit kann bis ins hohe Lebensalter auf einem guten Niveau erhalten bleiben und ist sehr gut trainierbar (Füzéki & Banzer, 2020, S. 335; Bühne, 2016, S. 76; Friedmann, 2009, S. 9).

Schnelligkeit:

Wird unterschieden in Reaktionsschnelligkeit, Schnelligkeit einer Einzelbewegung, Bewegungsfrequenzen und Fortbewegungsgeschwindigkeit. Einzelbewegungen und Fortbewegungsgeschwindigkeit werden differenziert in zyklische und azyklische Bewegungsformen. Ab dem 30. Lebensjahr kommt es in der Regel zu einer Abnahme der Grundschnelligkeit. Dies wirkt sich jedoch deutlich weniger folgenschwer auf die Gesundheit aus als beispielsweise ein Verlust an Muskelkraft oder Koordination (Bühne, 2016, S. 76).

Zusammenfassend lässt sich festhalten, dass regelmäßige Bewegung eine relevante Gesundheitsressource darstellt und eine Vielzahl positiver Auswirkungen auf Körper und Psyche hat. Zugleich kann sie das Risiko vieler Erkrankungen reduzieren. Körperliche Aktivität spielt in jedem Lebensalter eine präventive und therapeutische Rolle und kann bis ins hohe Alter in verschiedener Intensität ausgeübt werden. Bereits ein bis zwei Einheiten körperlicher Aktivität in der Woche können positive Effekte auf die Gesundheit haben.

3.2 Vollwertige Ernährung

Es gilt als belegt, dass es einen bedeutenden Zusammenhang zwischen Ernährung und Gesundheit gibt, jedoch herrschen immer wieder Unstimmigkeiten und Unklarheiten darüber, welche Art der Ernährung als gesund zu erachten ist. Veränderte Ernährungsrichtlinien, die oft eine kurze Gültigkeitsdauer haben, zeigen, wie schnell sich wissenschaftlich gestützte Empfehlungen zum Verzehr von Lebensmitteln ändern können und wie schwierig es daher für Konsumenten ist, einzuschätzen, was eine „gesunde" Ernährung darstellt (Pietrowsky, 2020, S. 323-324). Gesunde Ernährung für alle Menschen als solche lässt sich nur schwer definieren, denn die Ernährungsbedürfnisse der Menschen unterscheiden sich je nach Alter, Geschlecht, Krankheitsstatus und körperliche Aktivität. So benötigt ein Kleinkind andere Nährstoffe als die Gruppe der Hochbetagten und Leistungssportler haben einen anderen Bedarf als Übergewichtige (Bender & Habermann-Horstmeier, 2022, S. 204-205). Unzweifelhaft scheint, dass es zahlreiche Krankheiten gibt, die durch die Ernährung wesentlich negativ beeinflusst oder gar verursacht werden können (z.B. Diabetes mellitus Typ 2, Adipositas, Herz-Kreislauf-Erkrankungen, bestimmte Krebsarten und auch psychische Erkrankungen). Dabei scheint vor allem die aufgenommene Menge sowie die körperliche Verfassung (insbesondere das Vorhandensein von Schutz- und Risikofaktoren) ausschlaggebend zu sein (Bender & Habermann-Horstmeier, 2022, S. 203; Pietrowsky, 2020, S. 323-324). Grundsätzlich ist Nahrung für den Menschen lebensnotwendig, um aus Nährstoffen und deren Abbauprodukten Energie zu gewinnen. Dabei ist insbesondere die Ausgewogenheit der Lebensmittel elementar. Zu den Inhaltsstoffen einer natürlichen, gesunden und ausgewogenen Nahrung gehören die drei Hauptkategorien Kohlenhydrate, Fette und Eiweiße sowie Vitamine, Mineralien und Spurenelemente, sekundäre Pflanzenstoffe, Ballaststoffe und Wasser (Bender & Habermann-Horstmeier, 2022, S. 205). Als aktuelle und fundierte Empfehlung wird im Deutschen Sprachraum üblicherweise auf „die 10 Regeln nach der Deutschen Gesellschaft für Ernährung e.V." [DGE] (DGE, 2017) verwiesen:

1. *Lebensmittelvielfalt genießen*: Die DGE rät zu einer abwechslungsreichen und überwiegend pflanzlichen Ernährung.

2. *Gemüse und Obst – nimm „5 am Tag"*: Die DGE empfiehlt, mindestens 3 Portionen Gemüse und 2 Portionen Obst am Tag zu verzehren. Hierzu gehören auch Hülsenfrüchte und Nüsse.

3. *Vollkorn wählen*: Getreideprodukte wie Brot, Nudeln, Reis und Mehl werden von der DGE als Vollkornvariante empfohlen.

4. *Mit tierischen Lebensmitteln die Auswahl ergänzen*: Die DGE empfiehlt, täglich Milch und Milchprodukte (z.B. Joghurt und Käse) sowie ein- bis zweimal wöchentlich Fisch zu verzehren. Fleisch sollte, wenn überhaupt, nicht mehr als 300 bis 600 g pro Woche gegessen werden.

5. *Gesundheitsfördernde Fette nutzen*: Laut der DGE sind pflanzliche Öle den tierischen Fetten vorzuziehen und auf versteckte Fette in verarbeiteten Lebensmitteln (z.B. Wurst, Gebäck, Süßwaren, Fast-Food und Fertigprodukten) zu achten.

6. *Zucker und Salz einsparen*: Mit Zucker gesüßte Lebensmittel und Getränke sind nach der DGE nicht empfehlenswert. Zucker sollte vermieden oder sparsam eingesetzt werden. Salz und salzreiche Lebensmittel sollten reduziert und stattdessen auf Gewürze und Kräuter zurückgegriffen werden.

7. *Am besten Wasser trinken*: Die DGE rät an, rund 1,5 Liter täglich zu trinken. Wasser und andere kalorienfreie Getränke (z.B. ungesüßter Tee) sind hierbei die beste Wahl. Zuckergesüßte und alkoholische Getränke sind nicht empfehlenswert.

8. *Schonend zubereiten*: Lebensmittel sollten so lange wie nötig und so kurz wie möglich mit wenig Wasser und wenig Fett gegart werden, so die DGE. Das Verbrennen von Lebensmitteln beim Braten, Grillen, Backen und Frittieren sollte vermieden werden.

9. *Achtsam essen und genießen*: Die DGE legt nahe, langsam und bewusst zu essen und sich Zeit für die Mahlzeiten zu nehmen.

10. *Auf das Gewicht achten und in Bewegung bleiben*: Vollwertige Ernährung und körperliche Aktivität gehören laut DGE zusammen. Neben regelmäßigem Sport kann auch ein aktiver Alltag hilfreich sein (z.B. öfter zu Fuß gehen oder Fahrrad fahren).

Aus ernährungspsychologischer Perspektive dient die Nahrungsaufnahme nicht nur der Lebenserhaltung und dem Stillen des Hungers, sie weist auch psychologische und soziale Aspekte auf. Ernährung kann zur Befriedigung emotionaler Bedürfnisse dienen (z.B. Essen als Spannungsreduktion oder als konditioneller Belohnungswert) und wird durch soziale Normen sowie kulturelle Faktoren beeinflusst. Zudem spielen fehlendes Wissen und Zweifel an den eigenen Kompetenzen, eine gesunde Ernährung umsetzen zu können, eine weitere Rolle zur Aufrechterhaltung ungünstiger Ernährungsweisen (Pietrowsky, 2020, S. 328-329, S. 331).

Zusammenfassend lässt sich festhalten, dass Ernährung die Gesundheit wesentlich beeinflusst. Dabei sollte eine ausgewogene und den Bedürfnissen angepasste Ernährung im Vordergrund stehen. Psychologische und soziale Aspekte beeinflussen die Umsetzung von Essgewohnheiten. Hier können Präventionsmaßnahmen ansetzen, um einen Beitrag zur Veränderung des Gesundheitsverhaltens beizutragen.

3.3 Gesundheitsverhalten

Die nachhaltige Wirkung präventiver Maßnahmen ist in hohem Maße von der Änderung oder dem Beibehalten bestimmter individueller Verhaltensweisen abhängig. Diese werden von zahlreichen Faktoren beeinflusst, z.b. Bedürfnisse, Wünsche, Wertvorstellungen, aber auch durch das soziale Umfeld (Mommert-Jauch, Butz, Edel et al., 2007, S. 6-7). Viele Theorien, die Gesundheitsverhalten beschreiben oder voraussagen, sind einflussreich für die klinische Psychologie, Medizin, Sportwissenschaft oder Gesundheitspsychologie (z.B. das „Health-Belief-Modell" und die sozialkognitive Theorie Banduras). Im Bezug auf das Bewegungs- und Ernährungskonzept lässt sich das transtheoretische Modell [TTM] (Prochaska & DiClemente, 1983) veranschaulicht anwenden. In diesem Modell sind fünf Stufen / Phasen definiert (Abb. 1), welche den Prozess der Verhaltensänderung beschreiben, wobei auch ein rückläufiger Prozess von einer höheren zu einer niedrigeren Stufe möglich ist (Mommert-Jauch et al., 2007, S. 8-11):

1. *Phase der Präkontemplation*: Die betreffende Person ist mit dem Ist-Zustand zufrieden, da das aktuelle Verhalten keine Probleme verursacht. Durch Informationen und Aufklärung (z.B. Ärzte oder Medien) oder sensibilisiert durch leichte Beschwerden, beschäftigt sich die Person mit Gesundheitsthemen, u.a. Bewegung und Ernährung.

2. *Phase der Kontemplation*: Durch Erkennen, dass Bewegung und gesunde Ernährung Bestandteile des alltäglichen Lebens sein sollten, ist ein Problembewusstsein geschaffen. Vor- und Nachteile der Veränderung des Gesundheitsverhaltens werden abgewogen und Vorsätze werden getroffen. Viele Personen verharren ihr Leben lang in dieser Phase, ohne beispielsweise jemals eine sportliche Aktivität aufzunehmen.

3. *Phase der Präparation*: Scheinen die Vorteile für die betreffende Person zu überwiegen, werden konkrete Schritte eingeleitet und Anstrengungen unternommen. In dieser Phase sollten geeignete Angebote zugänglich gemacht werden.

4. *Phase der Aktion*: Aus ersten Begegnungen mit Bewegung und Ernährung, z.B. durch Teilnahme an Seminaren, Kursen, o.ä., entsteht regelmäßiges Training und Ernährungsumstellung. Diese Phase ist anfangs sehr instabil, weshalb es weitere Unterstützung bedarf, z.B. vom sozialen Umfeld oder Fachpersonal.

5. *Phase der Aufrechterhaltung*: Wenn das neue Verhalten, in diesem Falle körperliche Aktivität und Ernährungsumstellung, über einen Zeitraum von mehr als sechs Monaten konstant bleibt, wird von Aufrechterhaltung gesprochen. Hier spielt die Selbstwirksamkeit eine zentrale Rolle, d.h. die Überzeugung einer Person, das gewünschte Verhalten organisieren, durchsetzen und gegen äußere Widerstände durchsetzen zu können.

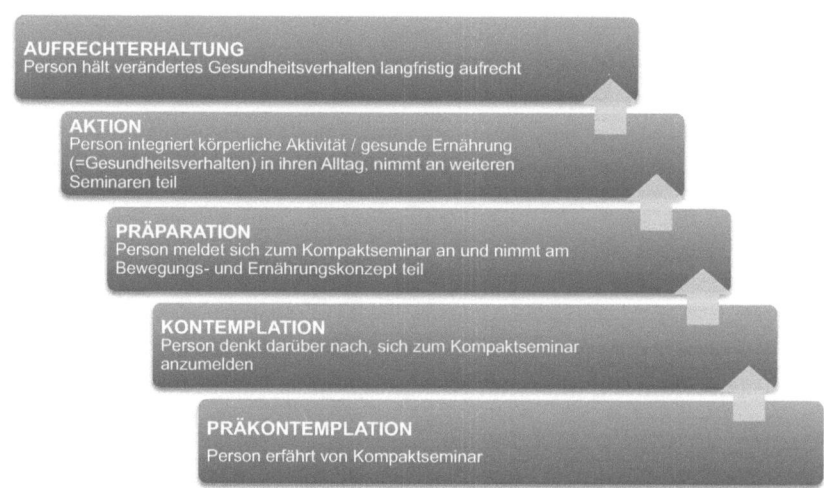

Abb. 1: Die fünf Stadien des transtheoretischen Modells nach Prochaska und DiClimente am Beispiel des Kompaktseminars / Bewegungs- und Ernährungskonzepts. Eigene Darstellung nach Mommert-Jauch et al. (2007), S. 9.

4. Bewegungs- und Ernährungskonzept für pflegende Angehörige

Die Erarbeitung theoretischer Grundlagen von Bewegung, Ernährung und Gesundheitsverhalten sowie die Beschreibung von Belastungsfaktoren und des Gesundheitszustandes pflegender Angehöriger, lässt schlussfolgern, dass Bewegung und vollwertige Ernährung die Gesundheit positiv beeinflussen kann, aber dass es geeignete Interventionen für die genannte Zielgruppe benötigt. Im Folgenden wird ein Bewegungs- und Ernährungskonzept für pflegende Angehörige vorgestellt. Dieses Konzept ist Bestandteil eines fiktiven Pilotprojekts der SPH Hochschule und einer Krankenkasse, welches aus viertägigen Kompaktseminaren besteht, die mehrmals im Jahr stattfinden. Inhaltlich werden neben Bewegung und Ernährung auch Stressbewältigung und pflegespezifische Themen vermittelt, die im weiteren Verlauf der Seminar- und Konzeptvorstellung aber nicht erläutert werden.

4.1 Rahmenbedingungen

Die Zielgruppe besteht aus circa 60 pflegenden Angehörigen, die überwiegend im mittleren Erwachsenenalter sind, d.h. zwischen dem 40. und 65. Lebensjahr. Als Räumlichkeiten stehen ein komfortables Hotel auf dem Land, in dem die Teilnehmer untergebracht sind, und mehrere umliegende Rehakliniken, in denen die einzelnen

Module abgehalten werden können, zur Verfügung. Die Teilnehmer müssen lediglich die Kosten für Unterkunft und Verpflegung zahlen. Der vorgegebene Zeitraum für das Bewegungs- und Ernährungskonzept von drei Stunden setzt sich zusammen aus 1,5 Stunden für das Modul Bewegung und 1,5 Stunden für das Modul Ernährung.

4.2 Zielsetzung

Grundsätzlich sollten sich die allgemeinen und auch speziellen Ziele des Trainings und der Ernährungsumstellung immer nach den individuellen Voraussetzungen der Person, ihren Wünschen und Neigungen sowie ihrer Motivation ausrichten. Psychisch-emotionale Faktoren sind bei der Definition der Trainings- und Ernährungsziele genauso zu berücksichtigen wie die motorischen und gesundheitlichen Voraussetzungen (Froböse & Wilke, 2012, S. 243). Da pflegende Angehörige keine heterogene Gruppe sind (s. 2.1) und der vorgegebene Zeitrahmen das Vereinbaren individueller Ziele kaum zulässt, werden hier allgemeine Ziele formuliert. Allen voran stehen die Ziele, die innerhalb der Präventionsprinzipien definiert sind: Reduzierung von Bewegungsmangel durch gesundheitssportliche Aktivität; Vorbeugung und Reduzierung spezieller gesundheitlicher Risiken durch geeignete verhaltens- und gesundheitsorientierte Bewegungsprogramme; Vermeidung von Mangel- und Fehlernährung; Vermeidung und Reduktion von Übergewicht (GKV-Spitzenverband, 2022, S. 16, S. 18, S. 20).

Kurzfristig soll ein ausgeglichenes Angebot einladen, neue Trainings- und Ernährungsformen kennenzulernen oder bereits bekannten zuzuwenden und neue Impulse zu gewinnen. Die Angebote sollen Freude an der Bewegung vermitteln sowie Interesse an vollwertigen oder alternativen Ernährungsformen wecken. Die Angebote sollen motivieren, körperliche Aktivität und gesunde Ernährungsweisen in den Alltag zu integrieren. Die Durchführenden sollen geeignete Empfehlungen für einen Transfer in den Alltag geben. (TTM: Phase der Präparation).

Mittelfristig sollen die erlernten / aufgefrischten Bewegungsformen regelmäßig in den Alltag der Zielgruppe integriert werden. Eine vorzeitige Ernährungsumstellung soll stattfinden. Körperliche und psychische Leistungsfähigkeit für die Aufgaben der Pflegetätigkeit, aber auch des täglichen Lebens und der Freizeit sollen erhalten bzw. wiedererlangt werden. (TTM: Phase der Aktion).

Langfristig soll das veränderte Gesundheitsverhalten länger als sechs Monate aufrecht erhalten werden, durch die regelmäßige Bewegung und Ernährungsumstellung sollen Lebensqualität und Lebensfreude gefördert werden, irreversible Schädigungen kompensiert werden, Körper- und Sinneswahrnehmung entwickelt und verbessert werden, (erneuter) Schädigung/Erkrankung präventiv entgegengewirkt werden sowie

Reduktion körperlicher und psychischer Leistungsfähigkeit verlangsamt werden (TTM: Phase der Aufrechterhaltung).

4.3   Organisation

Die Gesamtgruppe von circa 60 Teilnehmern wird für das Bewegungs- und Ernährungskonzept in zwei Hauptgruppen A und B mit jeweils circa 30 Personen eingeteilt. Innerhalb beider Module können die Teilnehmer aus drei verschiedenen Angeboten wählen, sodass sich die Gruppen A und B nochmals in drei Kleingruppen mit jeweils circa zehn Personen unterteilen. Durch die Gruppeneinteilung ist ein optimaler Betreuungsschlüssel sichergestellt, der sowohl für die Durchführenden als auch für die Teilnehmer Vorteil bringt. Die beiden Module finden an Tag 2 und Tag 3 für jeweils 45 Minuten statt. Die Einheiten beider Module bauen aufeinander auf, die Teilnehmer sollten sich d.h. für jeweils ein Bewegungs- und ein Ernährungsangebot entscheiden, an dem sie an beiden Tagen partizipieren. Beide Module finden mit den jeweiligen Gruppen parallel zueinander statt. Während die Personen aus Gruppe A an der ersten Einheit des Moduls Ernährung in drei verschiedenen Kleingruppen teilnehmen, findet für die Personen aus Gruppe B die erste Einheit des Moduls Bewegung in drei verschiedenen Kleingruppen statt. Alle Angebote des Ernährungs- und Bewegungskonzepts finden an den Tagen 2 und 3 jeweils vor dem Mittagessen und vor dem Abendessen statt. An Tag 3 ist geplant, dass die drei Kleingruppen aus Gruppe A im praktischen Teil des Moduls Ernährung ihr Mittagessen mit der durchführenden Person selbst zubereiten. Gleiches gilt für die Kleingruppen der Gruppe B mit deren Abendessen. Ein Übersichts- und Zeitplan des gesamten Kompaktseminars mit Hervorhebung des Bewegungs- und Ernährungskonzepts ist den Anlagen zu entnehmen, wobei die anderen Module im Plan als Beispiele gelten.

Aus organisatorischen Gründen werden die Teilnehmer bereits vorab gebeten, sich für jeweils zwei Bewegungsangebote sowie für ein Ernährungsangebot zu entscheiden und dies bei der Anmeldung anzugeben, beispielsweise durch Ankreuzen von dargestellten Optionen. Daher sollten in der Informationsbroschüre zum Kompakt-seminar Kurzbeschreibungen der Bewegungs- und Ernährungsangebote zu finden sein. Insbesondere bei den Bewegungsangeboten sollte darauf verwiesen werden, dass sich das Niveau sowohl an Sportanfänger als auch an –fortgeschrittene (je nach Angebot) richtet, um den Interessierten nicht von vornherein eventuell vorhandene Motivation zu nehmen (TTM: Phase der Kontemplation). Eine frühzeitige Entscheidung für die jeweiligen Angebote lässt die Zielgruppe mental und organisatorisch auf das Seminar einstimmen. Sie erhält notwendige Informationen (z.B. zur benötigten Kleidung), zudem können Bedarfe/Interessen abgefragt und ggf. Änderungen im

Programm vorgenommen werden (Angebot-Nachfrage).

Das Kompaktseminar beginnt an Tag 1 mit einer Auftakt- und Informations-veranstaltung für die Gesamtgruppe, in der Ablauf und Modulinhalte vorgestellt und Fragen beantwortet werden. Jedem Teilnehmer werden Unterlagen mit folgenden Informationen ausgehändigt: Die Gruppenzuteilung (A oder B und jeweilige Kleingruppenzugehörigkeit je nach Angebotswahl); der Übersichtsplan des Kompakt-seminars; Informationen zu den Räumlichkeiten, in denen die Angebote stattfinden; Informationen zu den jeweiligen Angeboten. Außerdem ist ein Fragebogen (P0) beigefügt, welcher die Selbsteinschätzung der körperlichen Aktivität und des Ernährungsverhaltens erfassen soll. Auf diesen wird in vorliegender Fallstudie unter Evaluation (4.6) näher eingegangen. Der Fragebogen P0 sollte im Anschluss an die Auftaktveranstaltung von jedem Teilnehmer ausgefüllt und abgegeben werden, wobei dies freiwillig und anonymisiert erfolgen soll.

An Tag 4 endet das Kompaktseminar mit einem Abschluss für die Gesamtgruppe, in der Zeit zum Austausch, zur Reflexion (ggf. in Kleingruppen) und zum Ausblick auf kommende und weiterführende Seminare gegeben ist. Zudem wird ein weiterer Fragebogen (P1) ausgehändigt, mit der Bitte, diesen im Anschluss der Abschlussveranstaltung auszufüllen und abzugeben (ebenfalls auf freiwilliger und anonymisierter Basis).

4.4   Modul Bewegung

4.4.1   Gruppeninterventionen

Die gewählten Bewegungsangebote sind risikoarm, nicht zeitintensiv, kostengünstig und lassen sich leicht in den Alltag pflegender Angehöriger integrieren. Hierzu gehören beispielsweise eine dosierbare Intensität des Trainings, keine oder wenige Hilfsmittel, die für das Training benötigt werden, die Beschränkung auf Räumlichkeiten, wie sie im häuslichen Umfeld oder in der Natur zu finden sind sowie die Möglichkeit, die Bewegungsdurchführung alleine, ohne einen Sportpartner und ohne eine fachliche Anleitung (nachdem eine fachliche Einweisung stattgefunden hat), umsetzen zu können. Der Bewegungsapparat (Rücken, Knie, Schultergürtel) pflegender Angehöriger ist extrem gefordert (DEGAM, 2018, S. 43), da beispielsweise häufig schweres Heben oder Stützen ausgeübt wird. Deshalb sind hauptsächlich gelenkschonende und muskelaufbauende Bewegungsformen gewählt worden, aber auch Ausdaueraktivitäten, u.a. aufgrund der gesundheitsfördernden Wirkung. Um auf die heterogene Gruppe optimal eingehen zu können, sollte auch das Angebot heterogen sein. Es kann davon ausgegangen werden, dass einerseits körperlich Inaktive, andererseits körperlich Aktive am Kompaktseminar teilnehmen. Im Folgenden werden daher sowohl Trainingsformen, die für Personen mit kaum oder wenig sportlicher Erfahrung geeignet sind (+) als auch Trainingsformen, die für Personen mit mittelmäßiger bis umfangreicher Erfahrung geeignet sind (++), angeboten.

Nordic Walking (+)

Nordic Walking ist ein schonendes und gleichzeitig effektives Ganzkörpertraining, welches zu den Ausdaueraktivitäten gezählt wird. Da sich die Intensität des Trainings individuell dosieren lässt, können sowohl Menschen mit körperlichen Einschränkungen (z.B. Gelenkschäden oder Übergewicht) als auch Sportanfänger und –wiedereinsteiger von Nordic Walking profitieren. Die Bewegungsform wird in der Natur / im Außenbereich durchgeführt und eignet sich daher für pflegende Angehörige, die sich ihre Pflegeaufgabe mit anderen teilen oder die zu pflegende Person für einen gewissen Zeitraum alleine lassen können. Beim Nordic Walking unterstützen und stabilisieren zwei spezielle Wanderstöcke, die bei jeder Armbewegung neben dem Körper schwingen, den Rhythmus der Schritte beim schnellen Gehen. Neben Rumpf und Beinen werden durch den Stockeinsatz auch Oberkörper, Arme und Schultern effektiv trainiert. Nordic Walking ist relativ leicht zu erlernen, da es eine hohe Affinität zum normalen Gehen hat. Durch das Training kann der Blutdruck reguliert, Osteoporose und Altersdiabetes vorbeugt werden, der Hormonhaushalt aktiviert und das Immunsystem gestärkt werden. Nordic Walking kann als therapeutische Maßnahme eingesetzt werden, konnte aber auch als alltagstaugliche Präventionsmaßnahme an stationären Patienten nachgewiesen werden. So gilt als gesichert, dass diese Bewegungsform positive Effekte auf die kardiopulmonale Ausdauerleistungsfähigkeit hat und sich zur Kräftigung der gesamten Haltungsmuskulatur eignet (AOK, 2021; Henkel, Bak, Otto et al., 2008, S. 58).

Pilates-Mattentraining (+) und (++)

Pilates ist ein umfassendes Ganzkörpertraining, das Anfang der 1920er-Jahre von Joseph Pilates entwickelt wurde. Grundsätzlich werden dabei das Mattentraining und das Gerätetraining unterschieden. Für das Bewegungsmodul des beschriebenen Konzepts wird ausschließlich das Training auf der Matte in Erwägung gezogen. Das Mattenprogramm eignet sich besonders gut für pflegende Angehörige, da es jederzeit von jedem ohne viel Aufwand durchgeführt werden kann, leicht in den Alltag zu integrieren ist und nur wenig Hilfsmittel (z.B. Pilates- oder Gymnastikmatte) benötigt werden (Geweniger & Bohlander, 2016, S. 3). Neben den Pilates-Prinzipien (u.a. Atmung, Konzentration, Bewegungsfluss und Kontrolle), stehen der Muskelaufbau der Körpermitte sowie die Stabilisierung des Rumpfes im Fokus. Durch ausgewogene

Entwicklung von Muskelkraft und Beweglichkeit werden die Gelenke effizient und biomechanisch sinnvoll belastet, dabei ist nicht die Quantität, sondern die Qualität der Pilates-Übungen relevant. In seinem methodischen Ansatz betont das Pilates-Training die Verbindung aller Ressourcen des Körpers. Die Weiterentwicklung durch Erkenntnisse der modernen Sportwissenschaft und Medizin ist eine geeignete Grundlage moderner Prävention. Durch Variationen in den Übungen, ist das Training sowohl für (+) als auch (++) geeignet. (Geraedts, 2018, S. 9; Geweniger & Bohlander, 2016, S. 3, S. 13).

Zirkeltraining (++)

Als eine variable Methode, Kraft und Ausdauer zu trainieren, bietet sich das Zirkeltraining (auch „Circuittraining") an. Dabei werden verschiedene Übungen im Kreis (Zirkel) aufgestellt, die nacheinander durchlaufen werden. Bei zehn Teilnehmern, gibt es demnach zehn verschiedene Stationen, bei denen jeweils ganz unterschiedliche Muskelgruppen belastet werden. Anstelle von Wiederholungen pro Serie werden die Übungen innerhalb einer Zeitvorgabe (eine bis eineinhalb Minuten) durchgeführt. Dies hat zum Vorteil, dass die Teilnehmer an den einzelnen Stationen die ihrem Leistungsniveau entsprechende Wiederholungszahl selbst bestimmen und dosieren können. Grundsätzlich kann das durchführende Fachpersonal die Übungsauswahl in der Vorbereitung selbst festlegen, da es keine Vorgaben gibt. Es sollte jedoch darauf geachtet werden, dass eine Muskelgruppe pro Rundgang mehrmals belastet wird, um die Reizschwelle zu überschreiten. Da ein zweiter Satz für die gleiche Übung erst beim zweiten Durchgang erfolgt und bis dahin die notwendige Pause für die Muskelgruppe gewährleistet ist, wird in der Regel keine bewusste Pause zwischen den einzelnen Stationen benötigt. Vor dem ersten Durchgang sollte jede Übung ausführlich vom Fachpersonal erklärt und von den Teilnehmern bei Bedarf kurz getestet werden. Das Zirkeltraining ist eine schonende Methode, dennoch richtet sich das Angebot hier an pflegende Angehörige, die bereits geübter und sportlich aktiv sind, da die einzelnen Übungen eine gewisse intermuskuläre Koordination voraussetzen. Gleichzeitig lassen sich die Übungen leicht in den Alltag integrieren und gegebenenfalls auch abwandeln (Haber, 2017, S. 172; Friedman, 2009, S. 50).

4.4.2 Umsetzung

Jede Einheit beginnt mit einer kurzen Einstiegsphase (circa fünf Minuten), in der spezifisches Hintergrundwissen zur Trainingsform an die Teilnehmer herangetragen wird. Es folgt ein Hauptteil (circa 35 Minuten), in dem das sportliche Angebot praktisch durchgeführt wird. Die anschließende Abschlussphase (circa fünf Minuten) kann zur

Entspannung, zur Reflexion oder zur Fragenklärung genutzt werden. Theoretische Informationen können aber auch praxis- bzw. übungsbegleitend während der gesamten Einheit vermittelt werden. Im Anschluss an die zweite Einheit werden den Teilnehmern Unterlagen, die Inhalte des gewählten Angebots widergeben und nützliche Informationen zum selbstständigen Anwenden des Gelernten beinhalten, ausgehändigt (GKV-Spitzenverband, 2022, S. 5).

Das Angebot *Pilates-Mattentraining* findet in einem Gymnastik-/Fitnessraum o.ä. statt, in dem auch Pilatesmatten zur Verfügung stehen sollten. Das *Zirkeltraining* findet in einer Sporthalle statt. In den verschiedenen Übungen können Hilfsmittel, die üblicherweise auch im häuslichen Umfeld zu finden sind, wie z.B. kleine Bälle, eine Matte, ein Stuhl o.ä., integriert werden. *Nordic Walking* wird auf geteerten, möglichst ebenen Wegen in der Natur im Umfeld des Hotels oder der Rehakliniken ausgeübt. Es werden Nordic Walking Stöcke benötigt, die optimalerweise in den Rehakliniken vorhanden sind und für das Kompaktseminar geliehen werden können.

Bevor ein Ausdauertraining begonnen wird, ist es in der Regel für diejenigen, die über einen längeren Zeitraum keinen oder noch nie Sport betrieben haben, erforderlich, eine Eingangsuntersuchung bei einem Sportmediziner zu absolvieren. Die Untersuchung beinhaltet eine sorgfältige Anamnese (z.B. Vorerkrankungen, Lebensumstände, Risikofaktoren) (Hegar, 2017, S. 14). Im Vergleich zur Gesamtzeit, die für die Durchführung des Bewegungs- und Ernährungskonzepts zur Verfügung steht, erscheint der Aufwand, der für eine umfassende Diagnostik (z.B. medizinische Gutachten oder Messungen) betrieben werden muss, allerdings unverhältnismäßig hoch (Wydra, 2012, S. 183). Deshalb ist das Zirkeltraining bewusst für Personen mit Bewegungs-/Sporterfahrung ausgelegt. Da es sich beim Nordic Walking um ein sanftes und leicht dosierbares Ausdauertraining handelt, ist dieses Angebot auch für Sportanfänger vertretbar. Dennoch sollten die Teilnehmer dem Fachpersonal ärztliche Diagnosen oder andere gesundheitliche Beeinträchtigungen / Besonderheiten vor der ersten Einheit mitteilen. So können diese während der Trainingseinheit von der durchführenden Person berücksichtigt werden.

4.4.3 Personal

Die Angebote werden von fachlich qualifizierten und staatlich anerkannten Trainern oder Übungsleitern mit beispielsweise folgender Berufsbezeichnung durchgeführt: Gymnastiklehrer, Sportpädagoge, Bewegungspädagoge, Sport- und Bewegungstherapeut, Sportwissenschaftler sowie Personen mit abgeschlossenem Studium der Gesundheitsförderung (Frodl, 2018, S. 98, S. 187, S. 207, S. 484, S. 487, S. 508). Für die Angebote *Nordic Walking* und *Pilates* sollte die durchführende Person zudem eine qualifizierte Weiterbildung nachweisen können, da es sich um zertifizierte Konzepte handelt (GKV-Spitzenverband, 2022, S. 17). Insgesamt vier Einheiten (jeweils zwei zusammenhängend) werden von jeweils einer Fachkraft mit o.g. Berufsqualifikation realisiert. Dabei steht sie im engen Austausch mit den anderen Durchführenden, z.B. in täglichen Team-Sitzungen. Das Fachpersonal kann der Schlüssel zu einem gelingenden Transfer in den Alltag darstellen. So sollte das Fachpersonal motivierend, empathisch, flexibel und fachlich exzellent auf die Zielgruppe eingehen können. Aufgrund des unterschiedlichen sportlichen Niveaus der Teilnehmer, sollten die Durchführenden stets Variationen der Bewegungen bzw. Bewegungsabläufe und der Intensität anbieten sowie auf eine korrekte Ausführung achten.

4.5 Modul Ernährung

4.5.1 Gruppeninterventionen

Die Teilnehmer können aus drei verschiedenen Angeboten zum Thema Ernährung wählen. Ernährungsthemen, die ausschließlich die zu pflegende Person betreffen, werden nicht angeboten, sondern können beispielsweise Bestandteil des Moduls pflegespezifische Themen sein. Alle drei Angebote bestehen aus einer theoretischen und praktischen Einheit.

Vollwertige Ernährung

Wie im theoretischen Teil herausgearbeitet, lässt sich gesunde und vollwertige Ernährung als solche nur schwer definieren. Viele Konsumenten sind mit einer gesunden Lebensmittelauswahl und –zubereitung überfordert. Im theoretischen Teil dieser Intervention sollen Grundlagen vollwertiger, gesunder Ernährung auf Basis der aktuellen Empfehlungen der DGE vermittelt und Fragen beantwortet werden. Speziell soll auf gesundheitsfördernde Nährstoffe eingegangen werden, die z.B. zu einer optimalen Versorgung bei spezifischen Krankheiten oder zum Erhalt gesunder Knochen beitragen können (z.B. Vitamin D, Calcium, Magnesium). Im praktischen Teil wird gemeinsam eine Mahlzeit nach den DGE-Empfehlungen zubereitet.

Vegetarische Ernährung

Als vegetarische Ernährung bezeichnet man eine auf pflanzlichen Lebensmitteln basierte Kost. Laut einer Umfrage der Allensbacher Markt- und Werbeträger-Analyse (2022) ernähren sich etwa 7,9 Millionen Menschen in Deutschland nach eigenen Angaben vegetarisch. Damit sind es fast eine halbe Millionen Personen mehr als noch im Jahr 2021 (7,5 Millionen) (Statistisches Bundesamt, 2022b). Auch wenn es über Vor- und Nachteile oder Risiken vegetarischer Ernährungsformen in Wissenschaft und

Literatur Kontroversen gibt (Schmidt-Choudhury, 2021, S. 22-23), scheint es sinnvoll, ein spezifisches Angebot zur Auswahl zu stellen, da die DGE in ihren zehn Regeln zu überwiegend pflanzlicher Ernährung rät und um in einer heterogenen Gruppe wie die der pflegenden Angehörigen niemanden auszuschließen, der sich vegetarisch ernährt. Nach der DGE ist eine (ovo-)lacto-vegetarische Kost (Pflanzen plus Ei- und Milchprodukte) bei sorgfältiger Lebensmittelauswahl für Erwachsene als Dauer-ernährung geeignet und kann im Vergleich zu der derzeit durchschnittlichen in Mitteleuropa konsumierten Kost sogar Risiken hinsichtlich verschiedener chronischer Erkrankungen senken (Bender, 2022, S. 222). Im theoretischen Teil dieser Intervention soll dargestellt werden, worauf bei einer vegetarischen Ernährungsform zu achten ist und Empfehlungen zu fleischlosen Alternativen gegeben werden. Im praktischen Teil wird eine vegetarische Mahlzeit gemeinsam zubereitet.

Abnehmen durch gesunde Ernährung

Im Jahr 2019 belief sich laut einer Erhebung durch OECD der durchschnittliche Anteil übergewichtiger Erwachsenen in Deutschland auf 60 Prozent (Statistisches Bundesamt, 2021). Körperliche Inaktivität, ungesunde Ernährung und Ernährungs-weisen (z.B. einseitige Ernährung, keine/wenig geregelte Mahlzeiten, Konsum von zu großen Mengen und von Nahrungsmitteln, die zu viel Zucker, zu viel Fett, zu viel Salz enthalten) können Übergewicht begünstigen (Bender & Habermann-Horstmeier, 2022, S. 214). Im theoretischen Teil sollen die Teilnehmer für geeignete Lebensmittel und Mengenverhältnisse, die das Körpergewicht reduzieren können, sensibilisiert werden. Voraussetzend hierfür ist die Berechnung des Grundumsatzes pro Tag jedes einzelnen Teilnehmers, um auf deren Basis eine Zusammenstellung von Mahlzeiten zu planen, die von ihrem Gesamtkalorienwert unterhalb des Grundumsatzes liegen. Gängige Diäten werden beleuchtet und kritisch hinterfragt, Empfehlungen zu einer gesunden Gewichtsreduzierung werden gegeben. Im praktischen Teil wird eine speziell diesem Bedürfnis angepasste Mahlzeit gemeinsam zubereitet.

4.5.2 Umsetzung

Die erste Einheit beginnt mit einer kurzen Einstiegsphase (circa fünf Minuten), in der die bevorstehenden Inhalte des Moduls Ernährung bzw. des gewählten Angebots, an die Teilnehmer herangetragen wird. Es folgt ein Hauptteil (circa 35 Minuten) der theoretisch und methodisch aufbereiteten Wissensvermittlung. Hierzu gehört neben einem Vortrag z.B. auch Austausch in Kleingruppen. Die anschließende Abschlussphase (circa fünf Minuten) kann zur Reflexion oder zur Fragenklärung genutzt werden, wobei sich diese Elemente auch über die Gesamtdauer erstrecken können. Die zweite Einheit beginnt mit einer kurzen Einstiegsphase (circa fünf Minuten), in der nachfolgender Praxisteil erklärt wird. Es folgt ein Hauptteil (circa 35 bis 40 Minuten), in dem gemeinsam eine Mahlzeit nach den Prinzipien der vermittelten theoretischen Grundlagen zubereitet wird. Diese ersetzt am Tag 3 das Mittagessen (Gruppe A) bzw. das Abendessen (Gruppe B). Im Anschluss an die zweite Einheit werden den Teilnehmern Unterlagen, die Inhalte des gewählten Angebots widergeben und nützliche Informationen zum selbstständigen Anwenden des Gelernten beinhalten, ausgehändigt (GKV-Spitzenverband, 2022, S. 5).

Die ersten, vorwiegend theoretischen, Einheiten finden in verschiedenen Seminar- räumen, Gruppenräumen o.ä. statt. Für die zweiten Einheiten werden drei verschiedene Räume benötigt, in denen die Möglichkeit besteht, sowohl zu kochen als auch zu essen. Dies müssen nicht zwingend vollausgestattete Küchen sein, da auch mit mobilen Kochplatten gearbeitet werden könnte. Es sollten allerdings Waschbecken und ausreichend Platz vorhanden sein.

Wie im Modul Bewegung erscheint der Aufwand, der für eine umfassende Diagnostik betrieben werden muss, im Vergleich zur Gesamtzeit, die für die Durchführung des Ernährungs- und Bewegungskonzepts zur Verfügung steht, unverhältnismäßig hoch (Wydra, 2012, S. 183). Trotzdem sollten die Teilnehmer gesundheitliche Einschränkungen, wie Erkrankungen, Lebensmittelunverträglichkeiten oder Allergien, dem Fachpersonal vor der ersten Einheit mitteilen. So bleibt diesem genügend Vorbereitungszeit, um im praktischen Teil die genannten Einschränkungen zu berücksichtigen.

4.5.3 Personal

Die Angebote werden von fachlich qualifizierten und staatlich anerkannten Ernährungsberatern, Ernährungsfachkräften, Diätassistenten, Oecothrophologen oder Ernährungswissenschaftlern durchgeführt (Frodl, 2018, S. 136). Jedes Angebot wird von jeweils einer Fachkraft mit o.g. Berufsqualifikation insgesamt zweimal durchgeführt. Dabei steht sie, wie im Modul Bewegung auch, im engen Austausch mit den anderen Durchführenden, z.B. in täglichen Team-Sitzungen. Auch das Fachpersonal im Bereich Ernährung kann in hohem Maße zu einem gelingenden Transfer in den Alltag beitragen. So sollte die durchführende Person motivierend, empathisch, flexibel und fachlich exzellent auf die Zielgruppe eingehen können.

4.6 Transfer in den Alltag

Gelingt nach der Intervention ein vorzeitiger Transfer in den Alltag der pflegenden Angehörigen, ist die zweithöchste Stufe des TTM (Phase der Aktion) erreicht. Die höchste Stufe (Phase der Aufrechterhaltung) ist dann erreicht, wenn das veränderte Gesundheitsverhalten für einen Zeitraum von mehr als sechs Monaten konstant bleibt. Ein Bewegungs- und Ernährungskonzept dieser Art kann also nur nachhaltig wirken, wenn die Zielgruppe sensibilisiert, motiviert und überzeugt wurde, das Gesundheitsverhalten zu verändern und in die eigene Lebensweise zu integrieren. Der Inhalt der Einheiten innerhalb der Module und das Fachpersonal können einen ersten Beitrag leisten, es bedarf aber auch Empfehlungen für die Umsetzung im Alltag.

Hierzu werden im Bewegungs- und Ernährungskonzept folgende Hilfestellungen gegeben:

Die schriftlichen Unterlagen als attraktiv aufbereitete Broschüre, welche den Teilnehmern nach der zweiten Einheit ausgehändigt wird und den Inhalt des Gelernten widerspiegelt. Sie soll als Erinnerung und Leitfaden dienen. Im Modul Bewegung sind Informationen über die Trainingsform und die jeweiligen Übungen zusammengefasst, im Modul Ernährung die Richtlinien der DGE, weitere relevante Empfehlungen und Inhalte der Einheiten.

Die Vermittlung geeigneter Präventionskurse. Oben genannte Gruppeninterventionen werden in vielen Gesundheits- oder Fitnessstudios, Sportvereinen und Praxen als von den Krankenkassen bezuschusste Präventionskurse angeboten. Ein geeignetes Vorgehen wird in der Abschlussveranstaltung thematisiert, da dies auch andere Interventionen, wie z.B. Stressbewältigung, betrifft.

Empfehlungen von Applikationen. In Zeiten der Digitalisierung können Homepages, Applikationen, soziale Netzwerke oder Online-Studios hilfreich sein, um einen einfachen Zugang zum Training oder Inspirationen zum Thema Ernährung zu bekommen. Empfehlungen werden in den zweiten Einheiten des Bewegungsmoduls angebotsspezifisch gegeben. Im Ernährungsmodul wird dies am Ende der ersten Einheit thematisiert.

Ermutigung zum Austausch. Den Teilnehmern soll, ebenfalls in der Abschlussveranstaltung, die Möglichkeit gegeben werden, sich untereinander zu vernetzen. So können beispielsweise Regionalgruppen gebildet werden, die sich treffen oder anderweitig in Verbindung bleiben. Denn die Unterstützung eines sozialen Umfelds oder von Menschen, die durch die gemeinsame Aufgabe gleichgesinnt zueinander stehen, sind elementar.

4.7 Evaluation

Nach dem GKV-Spitzenverband (2022) müssen folgende Kriterien erfüllt sein, um die Wirksamkeit eines eingesetzten Konzepts zur Vermeidung und Reduzierung von Übergewicht wissenschaftlich nachweisen zu können: Es muss eine Vollerhebung der

Maßnahme (aller Teilnehmer eines Kurses) mit drei Messzeitpunkten (Beginn, Ende und sechs Monate nach der Maßnahme) erfolgen; Mindestens 36 Personen müssen alle Fragen der Evaluation vollständig und auswertbar beantwortet haben; Die Erhebung der Evaluationsdaten muss anonymisiert und freiwillig erfolgen; die Evaluation muss auf die Ziele des der Maßnahme zugrundeliegenden Handlungsfeldes und Präventionsprinzips ausgerichtet sein (S.11).

Entlang dieser Richtlinien soll auch die Evaluation des Bewegungs- und Ernährungs-konzepts erfolgen. So wird mittels umfangreicher standardisierter Fragebögen die Selbsteinschätzung zu Bewegungs- und Ernährungsgewohnheiten erfragt. Dies erfolgt vor der Intervention sowie unmittelbar nach der Intervention. Da die Kompaktseminare mehrmals im Jahr stattfinden sollen, ist eine 6-Monate-FollowUp-Erhebung sowie eine 10- bis 12-Monate-FollowUp-Erhebung möglich (P0 = Prä-Messung; P1 = Post-Messung; P3 = 6-Monate-FollowUp-Erhebung; P4 = 10- bis 12-Monate-FollowUp-Erhebung). Neben der Erhebung soziodemografischer Daten, Fragen zu körperlicher Aktivität und Essverhalten, sollen auch Motivation und Hinderungsgründe ermittelt werden. Gemessen kann demnach, ob nach der Intervention eine Veränderung des Gesundheitsverhaltens hinsichtlich Bewegung und Ernährung stattgefunden hat. Für eine vollständige Evaluation wird eine Kontrollgruppe benötigt. Mitarbeiter der Krankenkasse, die das Kompaktseminar unterstützt, könnten dafür pflegende Angehörige gezielt anfragen oder über spezielle Plattformen um eine Teilnahme bitten.

5.   Diskussion

Es wurde auf theoretische Hintergründe zur Zielgruppe sowie zu Gesundheitsressourcen und -verhalten eingegangen und das Bewegungs- und Ernährungskonzept beschrieben. Es können positive Effekte auf das Gesundheitsverhalten der Zielgruppe, insbesondere auf die körperliche Aktivität und das Ernährungsverhalten, zu erwarten sein. Unvorhersehbare Eventualitäten sollten in jeder Planung berücksichtigt werden, so kann beispielsweise bei dem Trainings-angebot Nordic Walking die Witterungslage ein Risikofaktor sein, sodass eine Alternative geplant und ggf. angeboten werden müsste. Des Weiteren können die Heterogenität und das unterschiedliche Leistungsniveau der Zielgruppe, insbesondere in den Gruppeninterventionen des Moduls Bewegung, sich als ein Problem herausstellen, in erster Linie für das durchführende Fachpersonal, das jedem Individuum gerecht werden möchte. Zu diskutieren ist, ob eine Gesamtdauer von drei Stunden für eine Intervention ausreichend sein kann, um die beschriebene Zielsetzung nachhaltig zu erreichen. Vorrangig im Modul Bewegung könnte es für die Zielgruppe zu einer großen Herausforderung werden, innerhalb des zur Verfügung stehenden

Zeitraums von 1,5 Stunden, eine neue Bewegungsform (z.B. Pilates) zu erlernen, zu üben und sie dann im Alltag selbständig umzusetzen. Die Vermittlung geeigneter regionaler Präventionskurse mit qualifizierten Trainern als Ansprechpartner, scheint daher eine der wichtigsten Maßnahmen zu sein, um einen gelingenden Transfer in den Alltag erfolgreich zu realisieren. Auch im Bezug auf das Modul Ernährung kann es ein Erschwernis für die Teilnehmer sein, ihre Ernährungsgewohnheiten anzupassen und in deren Alltag ohne bzw. mit geringer Hilfestellung zu integrieren, wenn möglicherweise über einen langen Zeitraum ungünstiges Essverhalten antrainiert wurde. Es erfordert auch hier über eine gewisse Periode eine konstante Begleitung eines Ernährungsberaters oder ggf. eines Psychologen, wenn z.B. dysfunktionale und konditionelle Verhaltensweisen zu bisherigen negativen Essgewohnheiten beigetragen haben. Auch in der Betrachtung des gesamten Kompaktseminars wird deutlich, dass, ausgehend vom Biopsychosozialen Modell, neben Modulen zu pflegespezifischen Themen und zur Stressbewältigung, die psycho-soziale Beratung fehlt. Die Möglichkeit, Einzelberatung in Anspruch zu nehmen sowie Gruppeninterventionen, die Themen der psychischen Gesundheit in den Fokus rücken, wären für weitere Kompaktseminare erstrebenswert. Andererseits kann auch hier der Zeitraum von vier Tagen nicht das aufholen, was ein Mensch womöglich an Beratungsbedarf aufweist. Letztendlich kann aber ein solches Seminar sensibilisieren, motivieren und Bedürfnisse aufdecken sowie Hilfestellung zum Transfer in den Alltag geben. Die Reflexion innerhalb der Abschlussveranstaltung sowie die Evaluation über einen Erhebungszeitraum von zehn bis zwölf Monaten, könnten bei richtiger Fragestellung nicht nur über die Wirksamkeit eines solchen Seminars / Konzepts Aufschluss geben, sondern auch über die Bedürfnisse der Zielgruppe.

6. Ausblick

Will man das Pflegepotenzial Angehöriger erhalten, so sollten Wünsche und Bedürfnisse der Pflegenden verstärkt Berücksichtigung finden (Büker, 2021, S. 21). Dazu gehört auch, der gesundheitlichen Situation der pflegenden Angehörigen größere Aufmerksamkeit zu widmen und ein gesundheitsförderndes Angebotsspektrum zu entwickeln, denn die Prognosen zeigen, dass sich die Zahl derer in Zukunft massiv vergrößern wird. Ein Kompaktseminar, das alle Aspekte des Biopsychosozialen Modells vereint, kann einen Beitrag leisten, die Zielgruppe der pflegenden Angehörigen in ihrer Gesundheit zu unterstützen. Dabei darf es nicht die einzige Intervention bleiben, die diesem Personenkreis zusteht. Vielmehr braucht es für pflegende Angehörige Möglichkeiten der kontinuierlichen Unterstützung im Alltag, um sie in ihrem Gesundheitsverhalten zu stärken. Zum Beispiel in Form von regelmäßigem Austausch mit anderen Pflegenden, psycho-sozialer Unterstützung, motivierender Hilfestellung zur Umsetzung von sportlichem Training, Ideen, wie gesunde Ernährung als ein fester Bestandteil der Lebensführung integriert werden kann. Dies alles kann und sollte nicht allein vom sozialen Umfeld gewährleistet werden, sondern sollte vor allem innerhalb des Gesundheitssystems als notwendige präventive Maßnahmen interpretiert werden. Die Relevanz der „Selbstfürsorge in der Fürsorge" scheint von großer Tragweite zu sein, denn: „Pflege kann nur gut gehen, wenn es den Pflegenden selbst gut geht" (Jansen & von Kardorff, 1995; zit. n. DEGAM, 2018, S. 3).

Anlagen

Kompaktseminar Übersichtsplan

Ein Übersichtsplan in ähnlicher Form/Layout wird den Teilnehmern an Tag 1 ausgehändigt und ist zudem zur Orientierung als Aushang an verschiedenen Versammlungs- und Informationsorten zu finden. Die Räumlichkeiten und Veranstaltungsorte, an denen die einzelnen Module stattfinden, können Teilnehmende zusätzlich über ein gesondertes Informationsblatt, welches den Teilnehmerunterlagen beigefügt ist, entnehmen.

Module, die das Bewegungs- und Ernährungskonzept betreffen, sind hervorgehoben, wobei die anderen Module zu pflegespezifischen Themen und Stressbewältigung als Beispiele dienen.

Uhrzeit	TAG 1	TAG 2	TAG 3	TAG 4
8:00 – 9:15		Frühstück		
9:30 – 10:15	Anreise und Anmeldung	z.B. Modul Pflegespezif. Themen	z.B. Modul Stressbew.	z.B. Modul Pflegespezif. Themen
10:15 – 11:00		Pause / Austausch / Raumwechsel		
11:00 – 11:45	Auftakt- und Informations-veranstaltung in Gesamtgruppe	**Modul Bewegung** *Einheit 1* Gruppe A	**Modul Ernährung** *Einheit 2* Gruppe A *Mittagessen in Gruppen*	Abschluss-veranstaltung in Gesamtgruppe

		Modul Ernährung *Einheit 1* Gruppe B	Modul Bewegung *Einheit 2* Gruppe B	
12:30 – 13:30	Mittagessen			
13:30 – 15:00	Mittagspause			Abreise
15:00 – 15:45	z.B. Modul Pflegespezif. Themen	z.B. Modul Stressbew.	z.B. Modul Pflegespez. Themen	
15:45 – 16:30	Pause / Austausch / Raumwechsel			
16:30 – 17:15	z.B. Modul Stressbew.	Modul Ernährung *Einheit 1* Gruppe A	Modul Bewegung *Einheit 2* Gruppe A	
		Modul Bewegung *Einheit 1* Gruppe B	Modul Ernährung *Einheit 2* Gruppe B *Abendessen in Gruppen*	

18:00 – 19:00	Abendessen	

Literaturverzeichnis

AOK (2021). Nordic Walking: *Das ideale Ausdauertraining.* Zugriff am 04.12.2022. Verfügbar unter https://www.aok.de/pk/magazin/sport/fitness/nordic-walking-das-ideale-ausdauertraining/

Bender, N. (2022). Ist eine vegetarische oder vegane Ernährung gesund? In Bender, N., Habermann-Horstmeier, L. (Hrsg.). *Evolution und Gesundheit. Wie beeinflussen Lebensweise und Ernährung die Medizin und unsere Gesundheit?* Bern: Hogrefe. S. 222.

Bender, N., Habermann-Horstmeier, L. (2022). Ernährung, Übergewicht und Folgeerkrankungen aus Sicht der Evolution. In Bender, N., Habermann-Horstmeier, L. (Hrsg.). *Evolution und Gesundheit. Wie beeinflussen Lebensweise und Ernährung die Medizin und unsere Gesundheit?* Bern: Hogrefe. S. 203 - 273.

Bestmann, B., Wüstholz, E., Verheyen, F. (2014). *Pflegen: Belastung und sozialer Zusammenhalt. Eine Befragung zur Situation von pflegenden Angehörigen.* Hamburg: Techniker Krankenkasse; WINEG.

Bohnet-Joschko, S., Bidenko, K. (2019). Pflegende Angehörige: Hoch belastet und gefühlt allein gelassen. *Deutsches Ärzteblatt* 116 (46), S. 20 – 24. Doi:10.3238/PersOnko.2019.11.15.04

Bühne, D. (2016). *Bewegungsmangel – Symptome, Messbarkeit & Folgen.* Studienbrief der SRH Fernhochschule, Riedlingen.

Büker, C. (2021). *Pflegende Angehörige stärken. Information, Schulung und Beratung als Aufgaben der professionellen Pflege.* 3. erweiterte und überarbeitete Auflage. Stuttgart: Kohlhammer.

Deutsche Gesellschaft für Allgemeinmedizin und Familienmedizin (Hrsg.) (2018). *Pflegende Angehörige von Erwachsenen. S3-Leitlinie. AWMF-Register-Nr. 053-006. DEGAM-Leitlinie Nr. 6.* Zugriff am 29.11.2022. Verfügbar unter https://register.awmf.org/assets/guidelines/053-006l_S3_Pflegende-Angehoerige-von-Erwachsenen_2019-03.pdf

Deutsche Gesellschaft für Ernährung e. V. (2017). *10 Regeln der DGE.* Zugriff am 01.12.2022. Verfügbar unter https://www.dge.de/fileadmin/public/doc/fm/10-Regeln-der-DGE.pdf

Friedmann, K. (2009). *Fit sein durch Ausdauer und Kraft. Sporttheorie für die Schule.* 7. Auflage. Pfullingen: Promos Verlag GmbH.

Froböse, I., Wilke, C. (2012). Leistungs- und Trainingsteuerung. In Schüle, K., Huber, G. (Hrsg.). *Grundlagen der Sport- und Bewegungstherapie. Prävention, ambulante und stationäre Rehabilitation.* 3. vollständig überarbeitete und erweiterte Auflage. Köln: Deutscher Ärzte-Verlag GmbH. S. 239 – 260.

Frodl, A. (2018). *Gesundheitsberufe im Einsatz.* Wiesbaden: Springer.

Fuchs, R., Klaperski, S. (2017). Stressregulation durch Sport und Bewegung. In Fuchs, R., Gerber, M. (Hrsg.). *Handbuch Stressregulation und Sport.* Springer: Wiesbaden. S. 205 – 226.

Füzéki, E., Banzer, W. (2020). Bewegung und Gesundheit. In Haring, R. (Hrsg.). *Gesundheitswissenschaften.* Berlin: Springer. S. 333 – 346.

Geraedts, P. (2018). *Übungsbehandlungstechniken und –methoden in der Physiotherapie. Überblick über gängige Therapieansätze bei muskuloskeletalen Erkrankungen.* Wiesbaden: Springer.

Geweniger, V., Bohlander, A. (2016). *Das Pilates-Lehrbuch. Matten- und Geräteübungen für Prävention und Rehabilitation.* 2. Auflage. Berlin, Heidelberg: Springer.

GKV-Spitzenverband (2022). *Kriterien zur Zetifizierung von Kursangeboten in der individuellen verhaltensbezogenen Prävention nach § 20 Abs. 4 Nr. 1 SGB V (Stand 11.10.2022).* Zugriff am 11.12.2022. Verfügbar unter https://www.gkv-spitzenverband.de/media/dokumente/krankenversicherung_1/praevention__selbsthilfe__beratung/praevention/praevention_leitfaden/Praevention_Kriterien_zur_Zertifizierung_2022.pdf

Haber, P. (2018). *Leitfaden zur medizinischen Trainingsberatung. Rehabilitation bis Leistungssport.* Berlin, Heidelberg: Springer.

Hegar, U. (2017) Konzepte und Methoden gesundheitsorientierter Bewegung. Studienbrieg der SRH Fernhochschule, Riedlingen.

Henkel, J., Bak, P., Otto, R., Smolenski, UC. (2008). Auswirkung von ausgewählten präventiven Konzepten auf die funktionelle Gesundheit bei Personen mit unspezifischen, chronisch-rezidivierenden Nackenschmerzen. *Manuelle Medizin* (47). S. 57 – 66. Doi:DOI 10.1007/s00337-008-0646-x

Hollmann, W., Strüder, H. K. (2009). *Sportmedizin. Grundlagen für körperliche Aktivität, Training und Präventivmedizin* (5. neu bearbeitete und erweiterte Auflage). Stuttgart: Schattauer.

Huber, G. (2012). Gesundheitspsychologische Ansätze. In Schüle, K., Huber, G. (Hrsg.). *Grundlagen der Sport- und Bewegungstherapie. Prävention, ambulante und stationäre Rehabilitation.* 3. vollständig überarbeitete und erweiterte Auflage. Köln: Deutscher Ärzte-Verlag GmbH. S. 110 – 122.

Mommert-Jauch, P., Butz, M., Edel, K., Bös, K. (2007). *Nordic Walking bei Diabetes und Metabolischem Syndrom. Anleitung für 12 Trainingseinheiten.* Stuttgart: Karl F. Haug Verlag.

Pietrowsky, R. (2020). Ernährung und Gesundheit. In Haring, R. (Hrsg.). *Gesundheitswissenschaften.* Berlin: Springer. S. 232-332.

Rothgang, H., Müller, R. (2018). *Pflegereport 2018. Schriftenreihe zur Gesundheitsanalyse.* Berlin: Barmer. Zugriff am 29.11.2022. Verfügbar unter https://www.barmer.de/resource/blob/1028518/9186b971babc3f80267fc329d65f8e5e/barmer-pflegereport-2018-band-12-data.pdf

Schmidt-Choudhury, A. (2021). Vegetarische und vegane Kost bei Kindern und Jugendlichen. Die Datenlage hinter dem Ernährungstrend. *Pädiatrie* 33 (6). S. 22-28. Zugriff am 07.12.2022. DOI:https://doi.org/10.1007/s15014-021-3908-x

Sozialgesetzbuch (SGB XI). Elftes Buch, Soziale Pflegeversicherung (2022). *§ 14 SGB XI Begriff der Pflegebedürftigkeit.* Zugriff am 21.11.2022. Verfügbar unter https://www.sozialgesetzbuch-sgb.de/sgbxi/14.html

Statistisches Bundesamt (2022a). *Anzahl der Pflegebedürftigen und über 80-Jährigen in Deutschland bis zum Jahr 2060.* Zugriff am 21.11.2022. Verfügbar unter https://de.statista.com/statistik/daten/studie/168254/umfrage/pflegebeduerftige-in-deutschland-seit-2007/

Statistisches Bundesamt (2022b). Anzahl der Personen in Deutschland, die sich selbst als Vegetarier einordnen oder als Leute, die weitgehend auf Fleisch verzichten, von 2007 bis 2022. Zugriff am 07.12.2022. Verfügbar unter https://de.statista.com/statistik/daten/studie/173636/umfrage/lebenseinstellung-anzahl-vegetarier/

Statistisches Bundesamt (2021). *Anteil der Erwachsenen mit Übergewicht in ausgewählten OECD-Ländern nach Geschlecht im Jahr 2019.* Zugriff am 07.12.2022. Verfügbar unter https://de.statista.com/statistik/daten/studie/1078445/umfrage/anteil-uebergewichtiger-erwachsene-in-ausgewaehlten-oecd-laendern/

Statistisches Bundesamt (2019a). *Anzahl der Pflegebedürftigen in Deutschland in den Jahren 1999 bis 2019.* Zugriff am 21.11.2022. Verfügbar unter https://de.statista.com/statistik/daten/studie/2722/umfrage/pflegebeduerftige-in-deutschland-seit-1999/

Statistisches Bundesamt (2019b). *Anzahl der zu Hause sowie in Heimen versorgten Pflegebedürftigen in Deutschland in den Jahren 1999 bis 2019.* Zugriff am 21.11.2022. Verfügbar unter https://de.statista.com/statistik/daten/studie/36438/umfrage/anzahl-der-zu-hause-sowie-in-heimen-versorgten-pflegebeduerftigen-seit-1999/

Statistisches Bundesamt (2016). *Aus welchen Gründen haben Sie die Pflege oder Betreuung übernommen?* Zugriff am 07.12.2022. Verfügbar unter https://de.statista.com/statistik/daten/studie/608163/umfrage/umfrage-zu-den-gruenden-fuer-die-uebernahme-einer-privaten-pflegetaetigkeit/

Statistisches Bundesamt (2015). *Einschätzung der persönlichen Belastung durch eine Pflegetätigkeit in Deutschland nach Geschlecht und Altersgruppe im Jahr 2015.* Zugriff am 29.11.2022. Verfügbar unter https://de.statista.com/statistik/daten/studie/481611/umfrage/einschaetzung-der-persoenlichen-belastung-durch-eine-pflegetaetigkeit-in-deutschland/

Wilz, G., Pfeiffer, K. (2019). *Pflegende Angehörige.* Göttingen: Hogrefe.

World Health Organization (Hrsg.) (2020). *WHO Guidelines on physical activity and sedentary behaviour.* Geneva: World Health Organization. Zugriff am 29.11.2022. Verfügbar unter https://www.who.int/publications/i/item/9789240015128

Wydra, G. (2012). Problemorientierte Diagnosestrategie für die Sport- und Bewegungstherapie. In Schüle, K., Huber, G. (Hrsg.). *Grundlagen der Sport- und Bewegungstherapie. Prävention, ambulante und stationäre Rehabilitation.* 3. vollständig überarbeitete und erweiterte Auflage. Köln: Deutscher Ärzte-Verlag GmbH. S. 182 – 194.

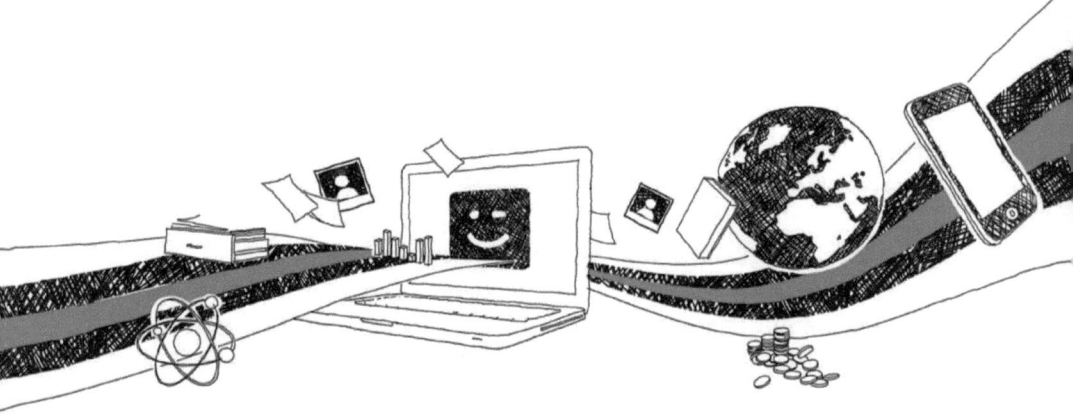
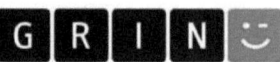